Cómo superar la enfermedad

Cómo superar la enfermedad

Escrito por
Clair Bradshaw, R.N.

Ilustraciones de
R.W. Alley

SAN PABLO

Título original: *Get well therapy*
Traducido por *Adoración Pérez*

Distribución: SAN PABLO. División Comercial
Resina, 1. 28021 Madrid * Tel. 917 987 375 - Fax 915 052 050
ISBN: 84-285-2084-4
Depósito legal: M. 10.672-1998
Impreso en Artes Gráficas Gar.Vi. 28970 Humanes (Madrid)
Printed in Spain. Impreso en España

Antes de empezar

Cuando estás enfermo, no sólo enferma tu cuerpo sino también tu mente, tus sentimientos y tu espíritu. La enfermedad física afecta a todo tu ser, a cada una de sus partes y, a su vez, el modo de funcionar de cada parte influye en la enfermedad.

Por consiguiente, cuando estás bajo cuidados médicos o en tratamiento, puedes hacer muchas cosas para favorecer tu recuperación. Puedes alimentar una actitud positiva, animarte a ti mismo y aprovechar tu energía espiritual y psicológica.

También puedes aprender de tu enfermedad y —aunque suene a paradoja— enriquecer tu vida adquiriendo una mayor sabiduría y compasión.

Cómo superar la enfermedad es una guía para afrontar la enfermedad con entereza. Sus palabras tranquilizadoras y sus alegres ilustraciones te animarán y alentarán a lo largo de la convalecencia, en las incertidumbres y temores, en las pérdidas y en los cambios.

Tanto si tu enfermedad es pasajera, como si sufres una enfermedad crónica, *Cómo superar la enfermedad* puede ayudarte a vivir este trance con paz y serenidad, con una actitud que supere el historial médico.

1.

Acepta la incertidumbre de tu recuperación. No se pueden conocer todos los detalles de la convalecencia. Descansa en la certeza de que te ayuda el amor de los demás.

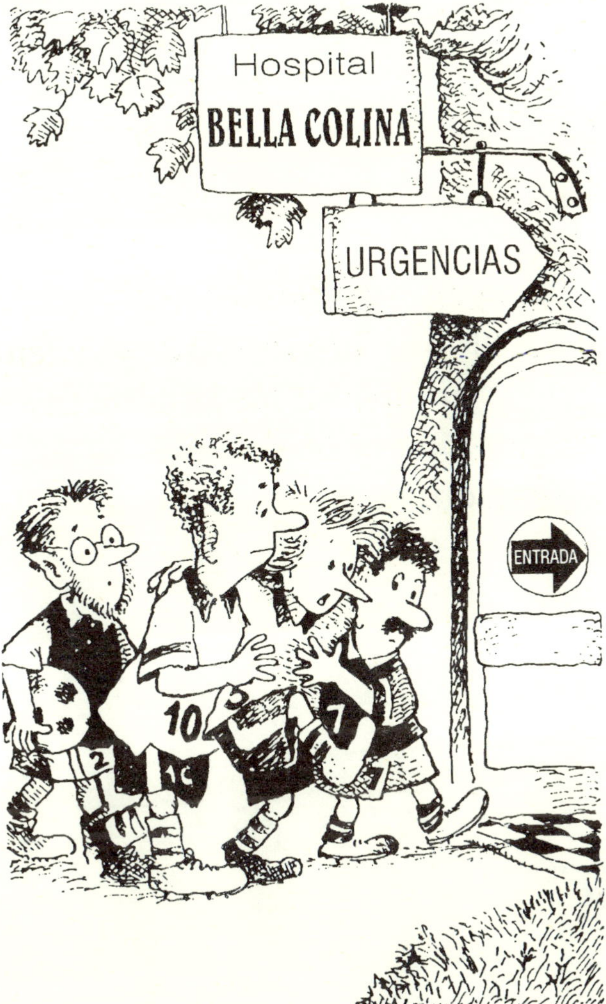
Hospital
BELLA COLINA
URGENCIAS
ENTRADA

2.

Piensa en tus temores y acéptalos. Ten la seguridad de que alguien antes que tú ha pasado por la misma situación.

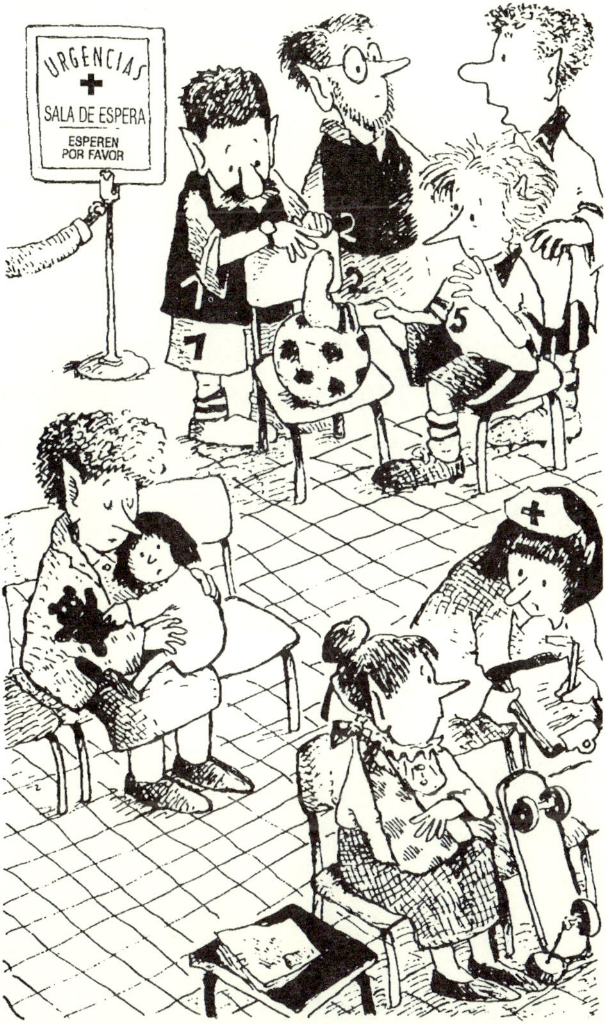
URGENCIAS
SALA DE ESPERA
ESPEREN
POR FAVOR

3.

Sé valiente. Tener valor no significa no experimentar temor. Significa simplemente que has decidido actuar a pesar de los temores.

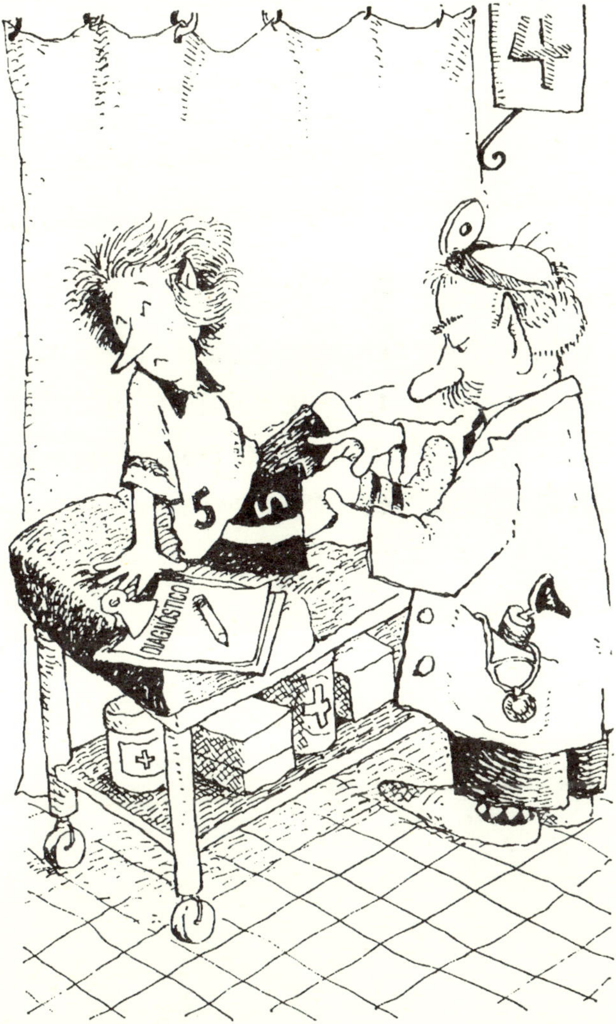

4
5
5
DIAGNÓSTICO

4.

Intenta ser optimista.
Aunque no puedas elegir las
circunstancias que estás viviendo,
sí puedes elegir cómo responder
ante ellas. Ser optimista
es una opción,
no algo que te viene dado.

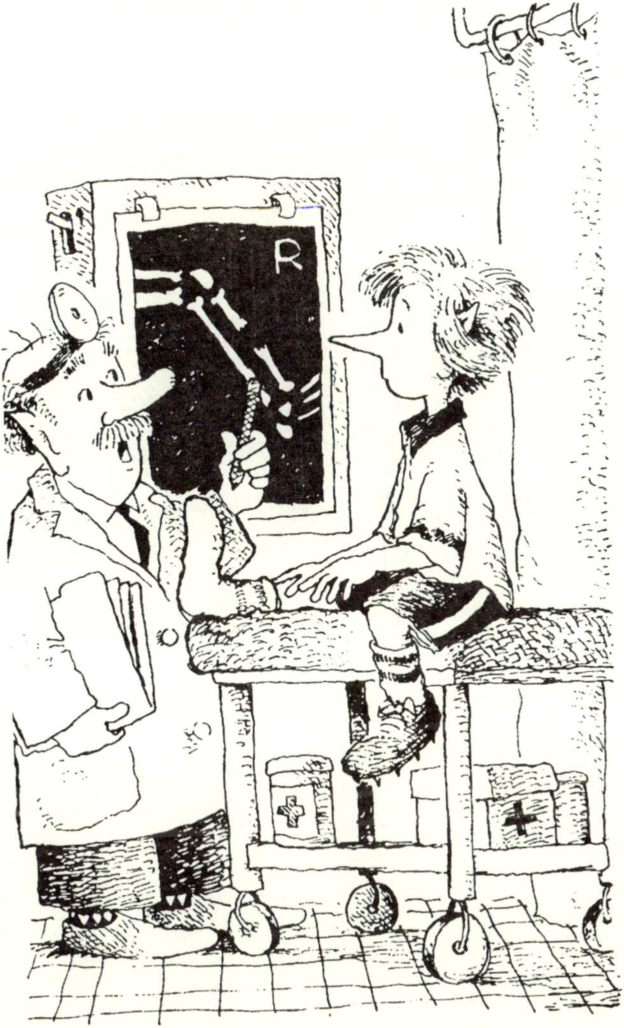
R

5.

Tómate el tiempo que necesites para recuperarte. Aunque normalmente seas una persona paciente, la convalecencia puede resultar pesada. No intentes ir demasiado rápido. Es el momento de escuchar a tu cuerpo, tal como haría un padre comprensivo que camina despacio para acomodarse al paso limitado de su hijo.

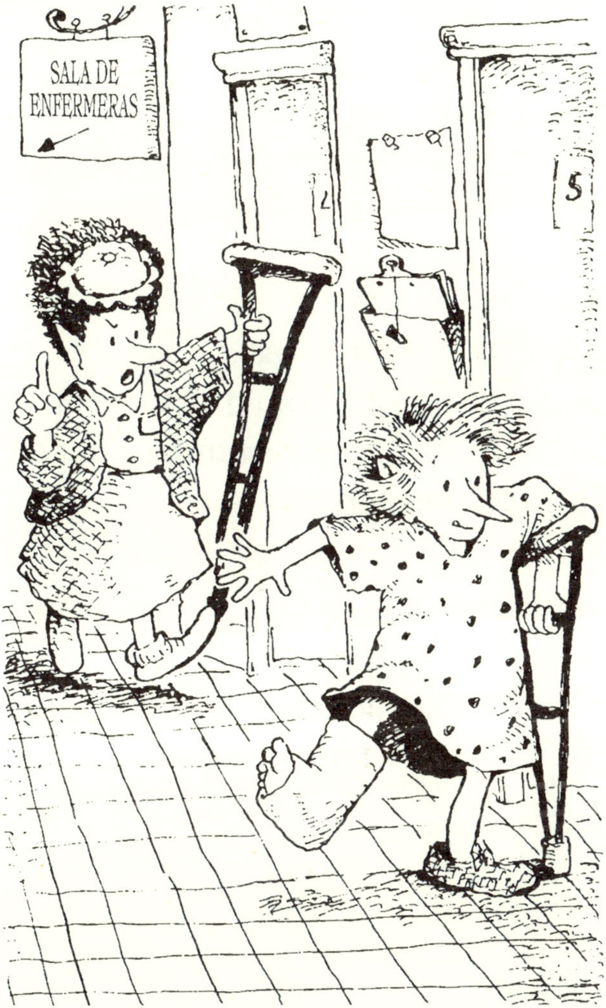
SALA DE
ENFERMERAS
5

6.

El proceso de curación es
a menudo un misterio,
y los pronósticos médicos
son indicaciones basadas
en una generalidad.
No consideran que eres único.
Recuerda que tú eres el experto
de tu cuerpo y de lo que eres
capaz de hacer.

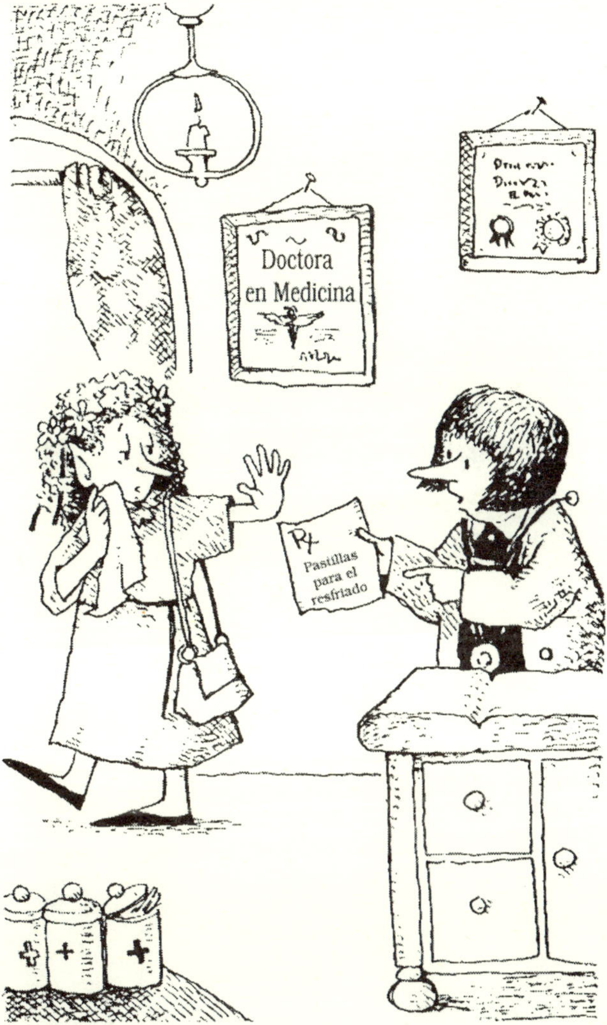
Doctora
en Medicina
Rx
Pastillas
para el
resfriado

7.

Si te consideras víctima
de tu enfermedad, acabarás
siéndolo. Ponte, en cambio,
en el papel de vencedor.

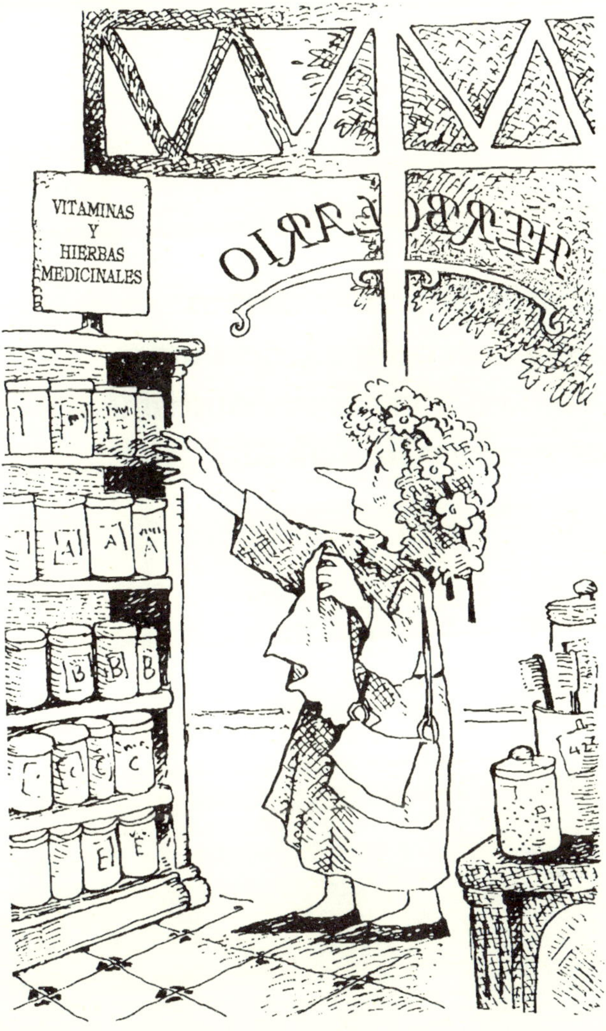
VITAMINAS
Y
HIERBAS
MEDICINALES

8.

Confía en tu voz interior.
Escucha la sabiduría innata
de tu cuerpo, de tus sentimientos,
de tu espíritu y de tu voluntad.

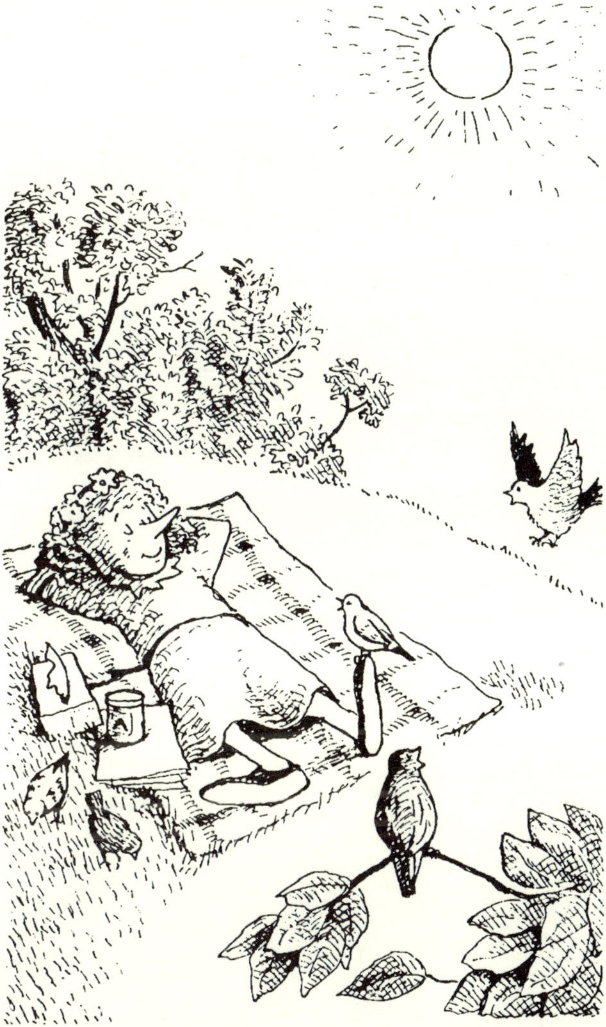

9.

Reserva con cierta regularidad un tiempo para la meditación. Esos momentos de tranquilidad pueden constituir un refugio en tiempos de crisis o incertidumbre.

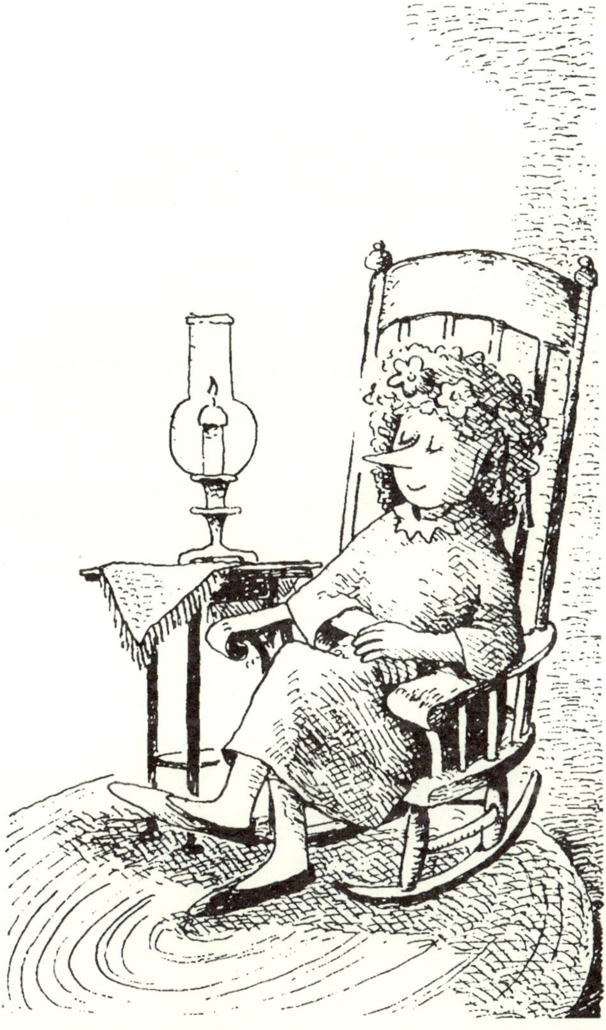

10.

Es normal sentirse triste y deprimido cuando uno no está bien. Se pueden perder muchas cosas a causa de la enfermedad: habilidades, aspecto físico, capacidad de trabajo, relaciones, estilo de vida. Afronta tus pérdidas y laméntalas. Después, sigue adelante.

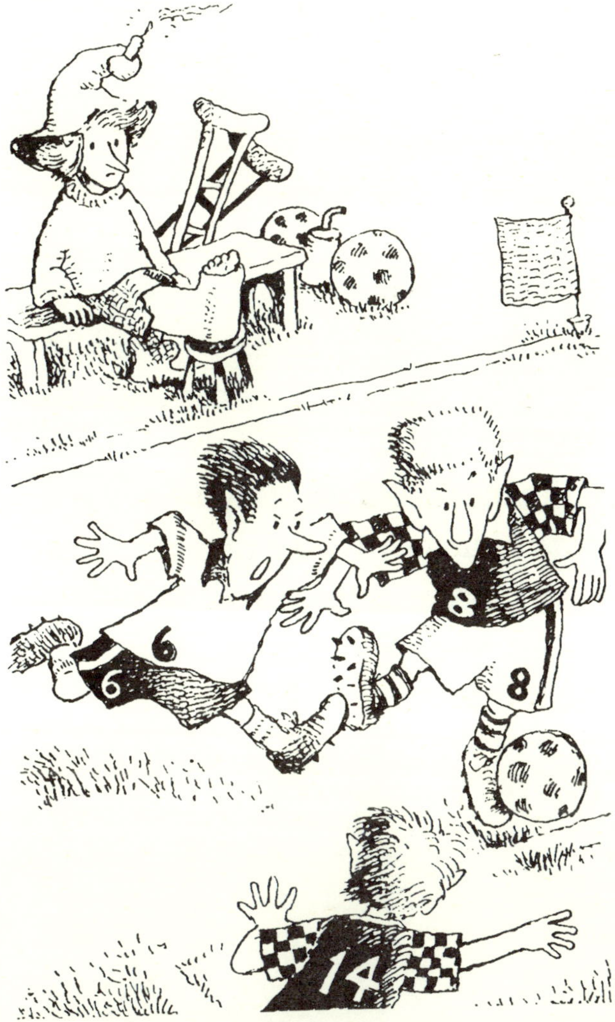

11.

El coraje puede ser una energía positiva si se maneja adecuadamente. Utilízalo como aliado en la lucha contra tu enfermedad. Puede ayudarte a mantener a raya la depresión y proporcionarte la energía y motivación necesarias para recuperarte física, mental y emocionalmente.

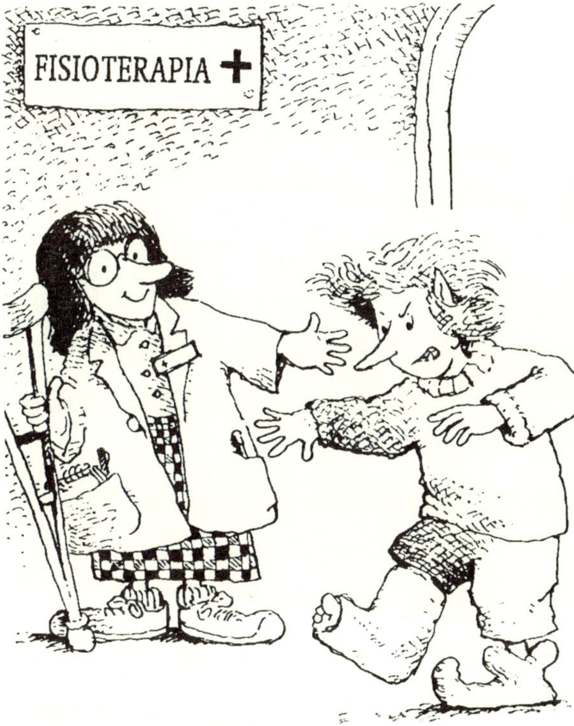
FISIOTERAPIA

12.

El miedo y el rechazo al dolor
pueden acrecentar el sufrimiento.
Sé fuerte para aceptar el dolor.
Puedes practicar alguna
de las técnicas que existen para
sobrellevarlo: visualización,
relajación progresiva,
biofeedback o masaje terapéutico.

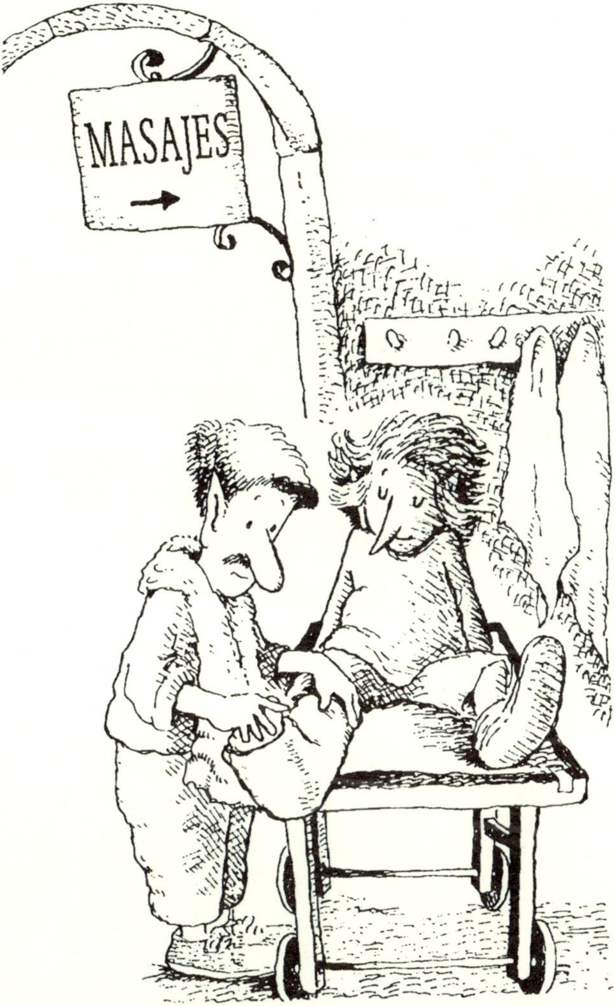
MASAJES

13.

No rechaces terapias alternativas que te benefician tanto física como psíquicamente. La medicina tradicional no tiene todas las respuestas a la enfermedad. Tu estado de ánimo puede ser el principal instrumento para recuperarte.

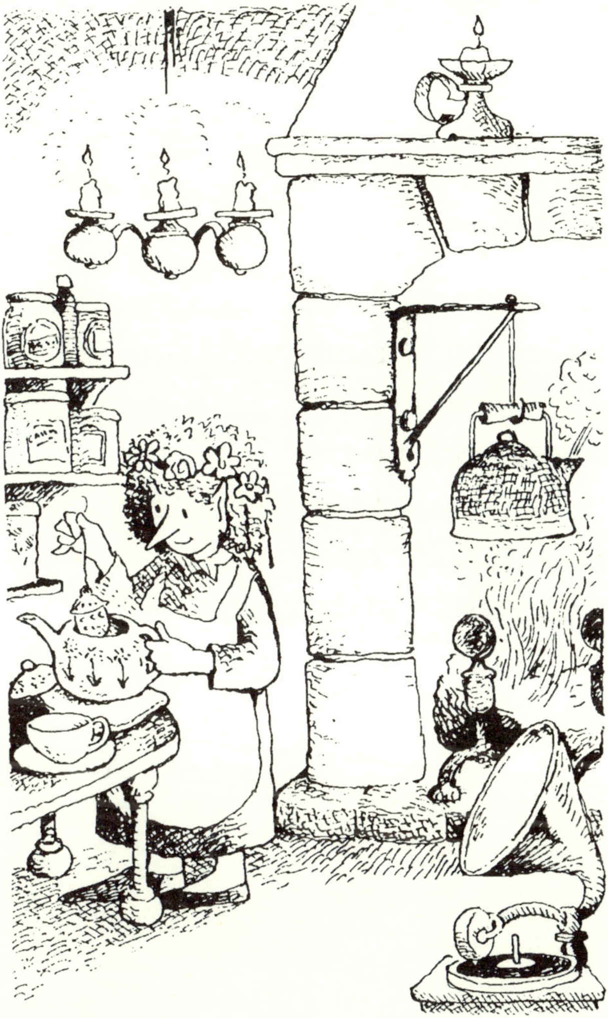

14.

Las noches de insomnio pueden llegar a ser un tiempo especial. Tómate un baño caliente a medianoche, recréate en tu película favorita a las tres de la madrugada, haz una lista de cosas agradables que puedes hacer por ti mismo...

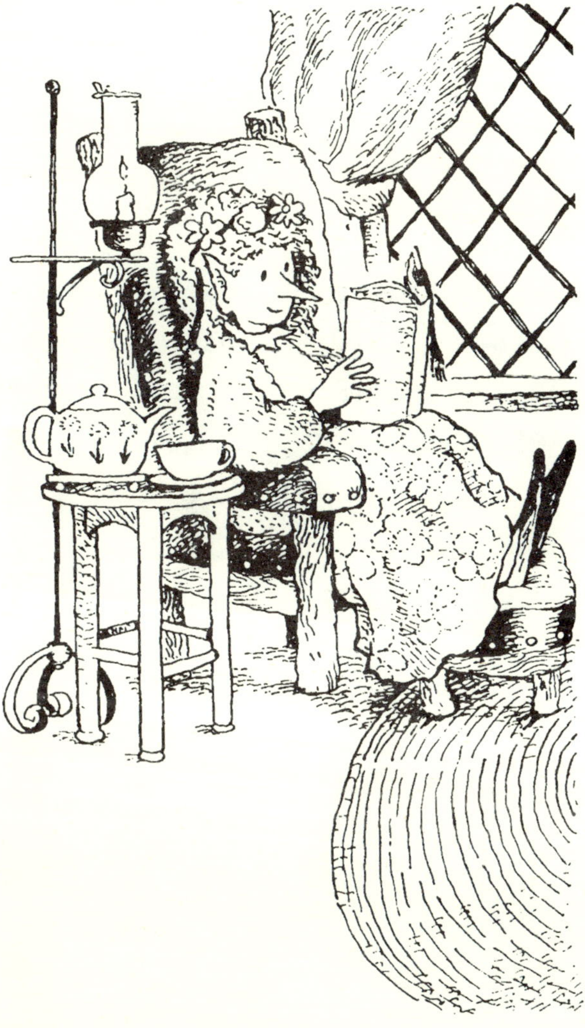

15.

Pide ayuda. En el pasado supiste echar una mano a quien lo necesitaba. Seguramente habrá alguien en tu vida que se sentirá sinceramente feliz de poder ayudarte.

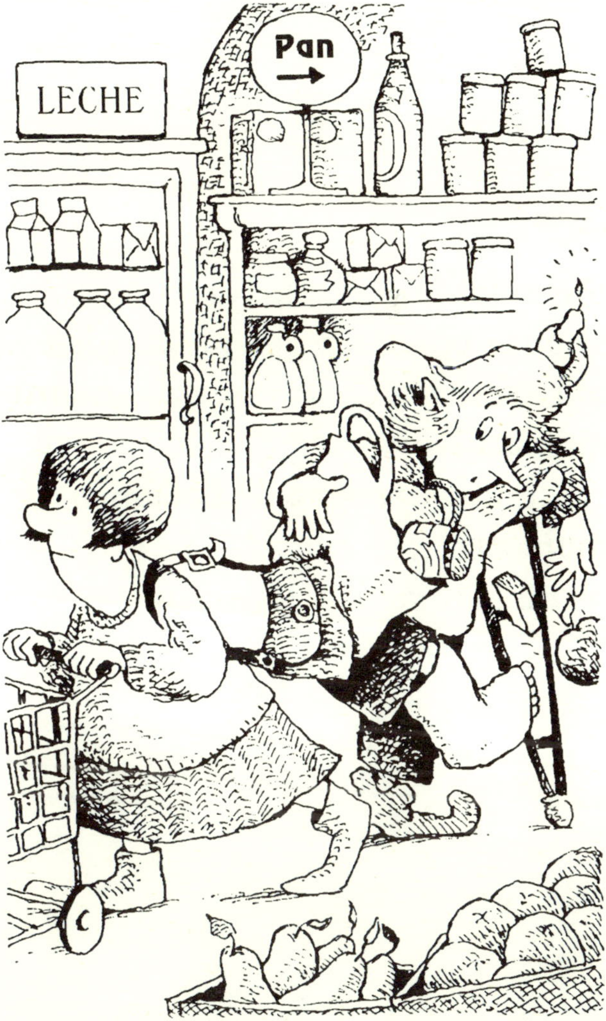
LECHE
Pan

16.

Sé amable y decidido cuando pidas ayuda. Lo que otros piensan que deseas puede que no sea precisamente lo que necesitas. Tú eres la persona más indicada para explicar qué es lo que verdaderamente necesitas.

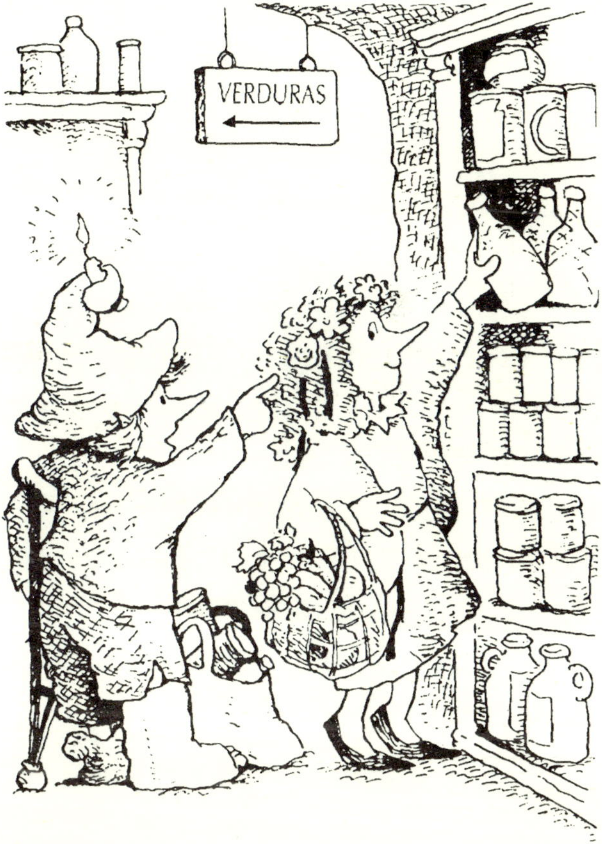
VERDURAS

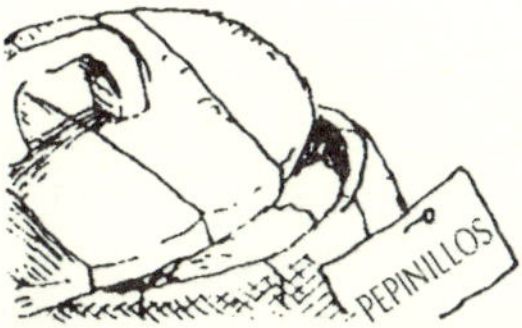
PEPINILLOS

17.

Sé agradecido con las personas que te apoyaron, son un regalo incomparable. Y perdona a los que no fueron capaces de ayudarte en tu convalecencia. Tú serás el primer beneficiado al rechazar cualquier tipo de resentimiento. Quitarte de encima el peso de la amargura te hará el camino más fácil.

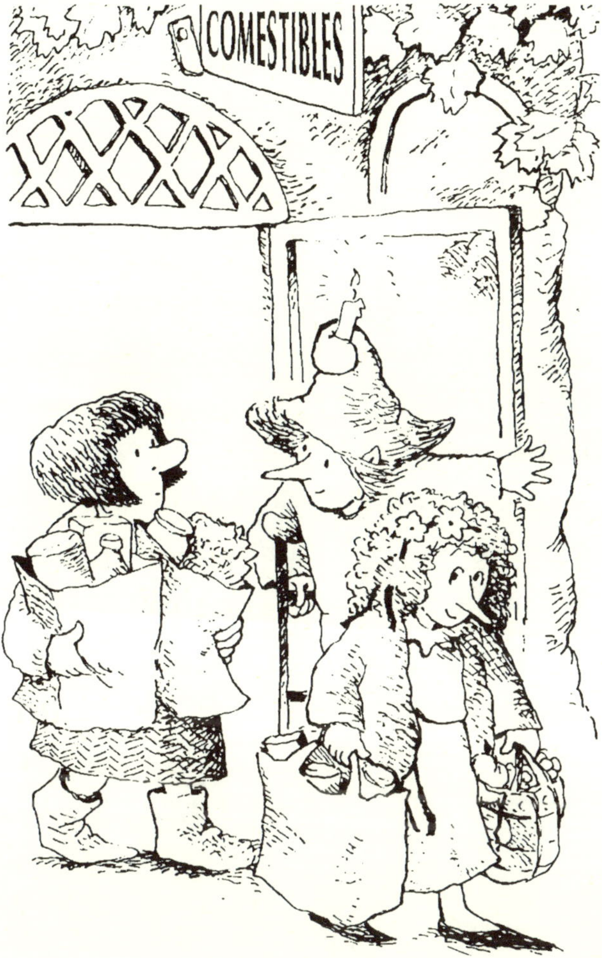
COMESTIBLES

18.

Piensa en lo que significa
para ti estar bien. Puede que ya
no consigas volver a hacer
algunas cosas. Procura aceptar
lo que no puedes cambiar.
Y recuerda que cada persona está
capacitada para cosas diferentes.

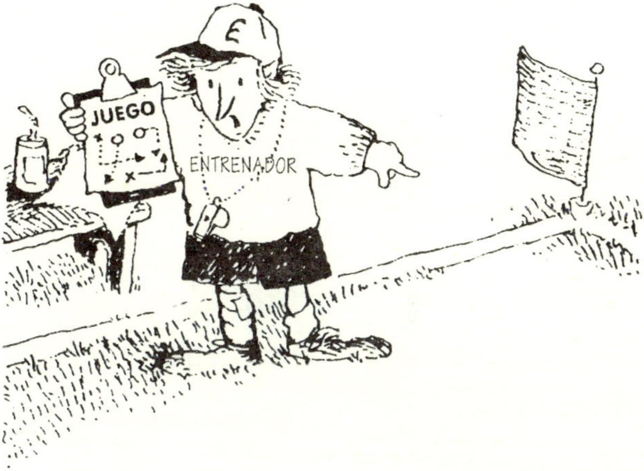
JUEGO
ENTRENADOR

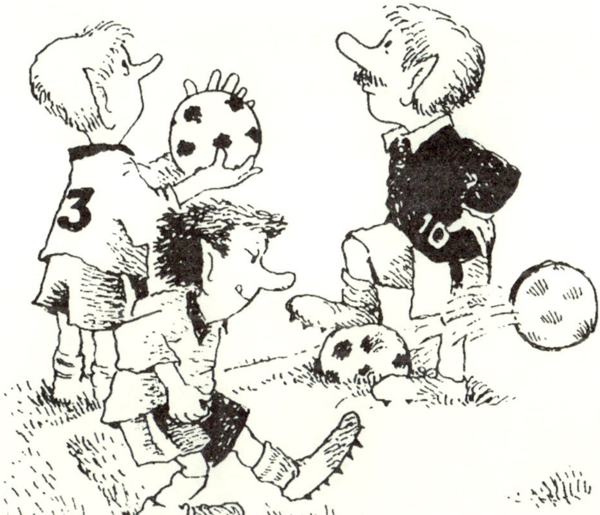
3
10

19.

Considera los cambios debidos a la enfermedad como una oportunidad para marcarte nuevas metas. La pérdida de algunas habilidades puede llevarte a descubrir otras que siempre ignoraste.

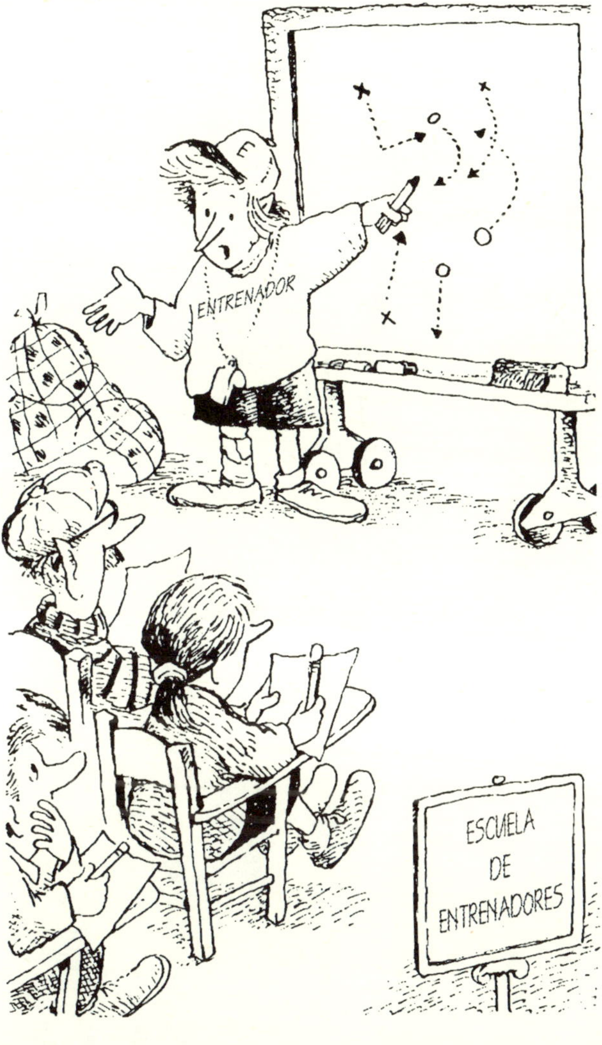
ENTRENADOR
ESCUELA
DE
ENTRENADORES

20.

Si padeces alguna forma de incapacidad física, sé creativo. Los asistentes sociales pueden enseñarte técnicas que te ayuden a realizar tus actividades diarias.

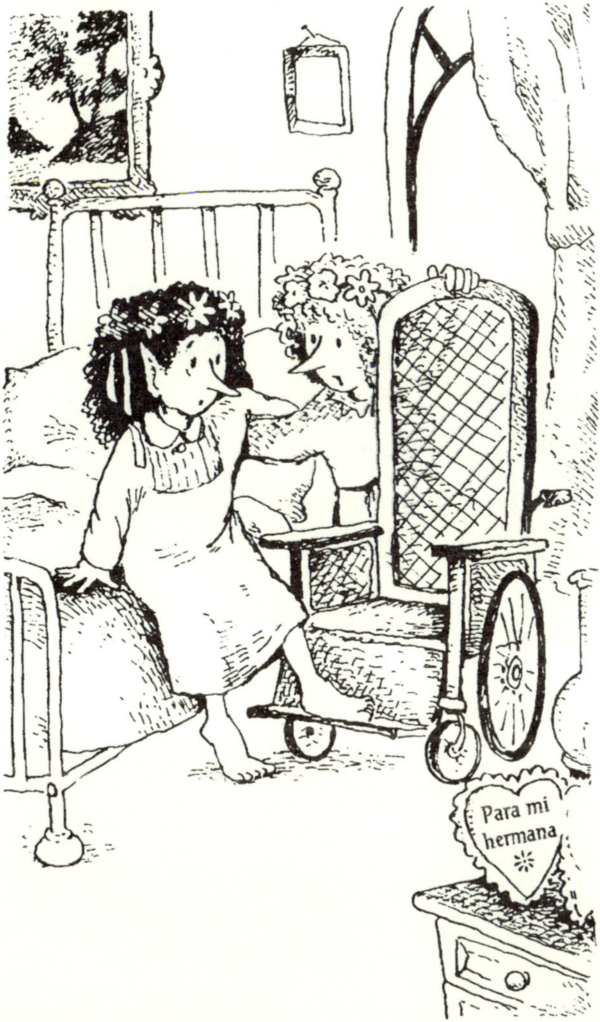
Para mi
hermana

21.

Cuando te sientas frustrado por las limitaciones que padeces, sé amable contigo mismo. Trátate como tratarías a una persona querida a quien estás ayudando a recobrar la salud. De hecho, eso es lo que realmente estás haciendo.

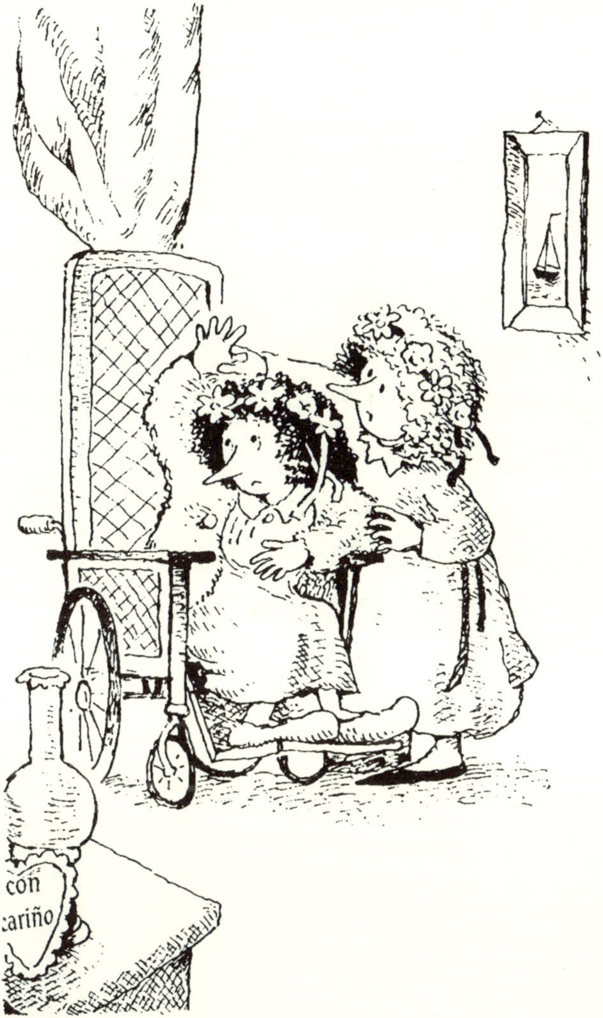
con
cariño

22.

Rechaza cualquier sentimiento de culpabilidad que pueda acosarte: por considerarte causante de tu enfermedad, por las obligaciones a las que no puedes hacer frente ahora, o sencillamente por no estar bien. Sólo eres responsable de lo que depende de ti.

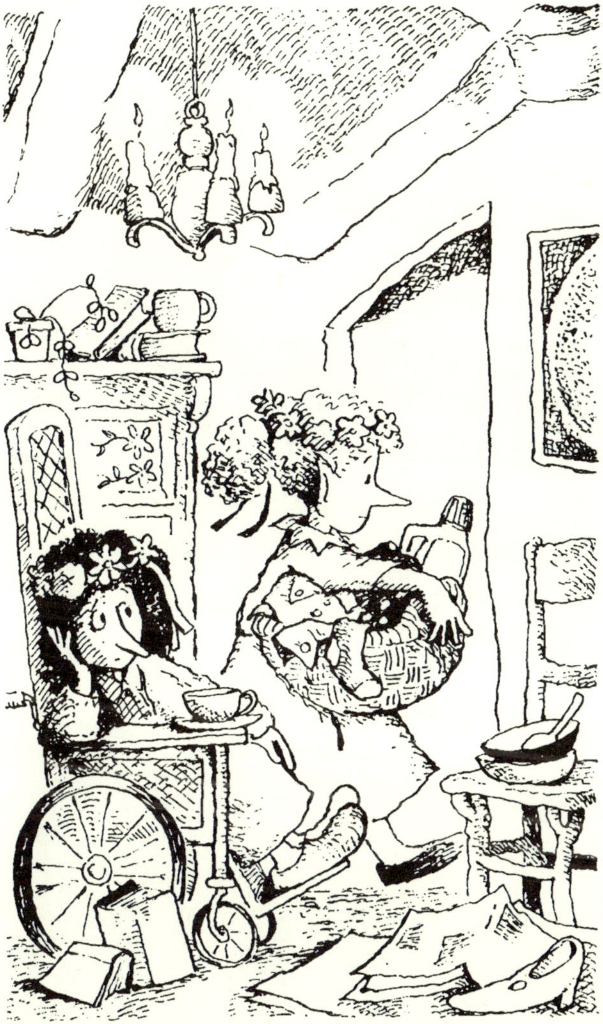

23.

La convalecencia no tiene por qué ser aburrida. Aprovecha para hacer aquello para lo que nunca tienes tiempo: organizar el álbum de fotos, escribir un diario, archivar los deberes escolares de los niños en una carpeta, actualizar las recetas de cocina.

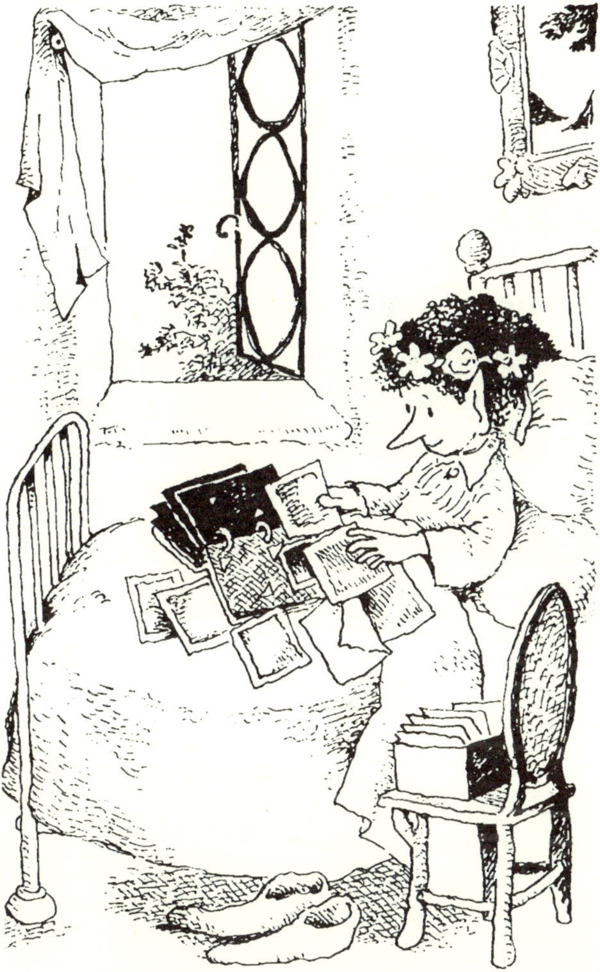

24.

Recuerda que Dios está junto a ti y sufre contigo. Lo que más desea es que te restablezcas.

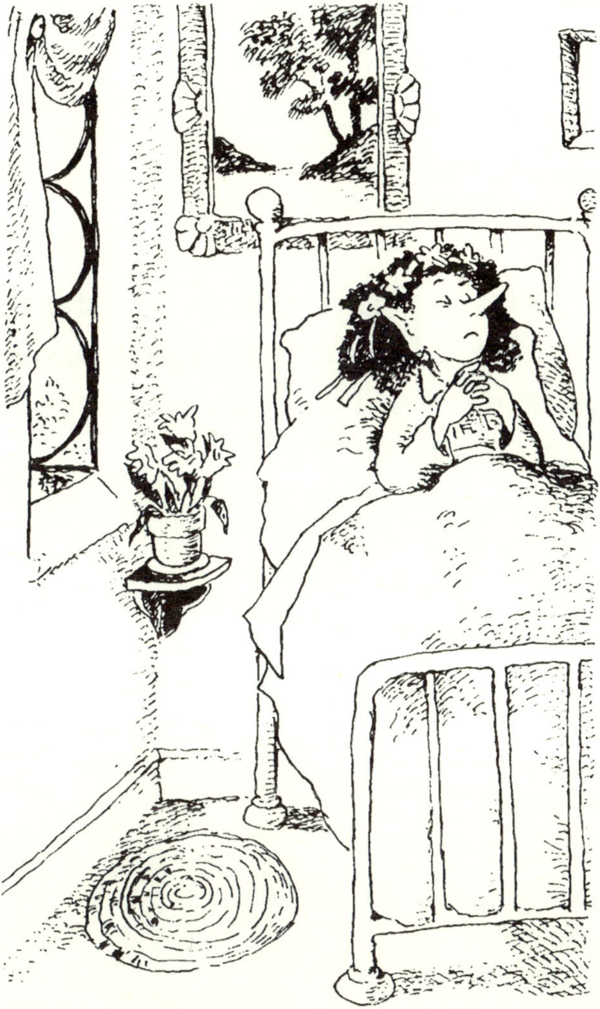

25.

Puedes experimentar paz interior y felicidad incluso en medio de la enfermedad. El bienestar es tanto espiritual como físico.

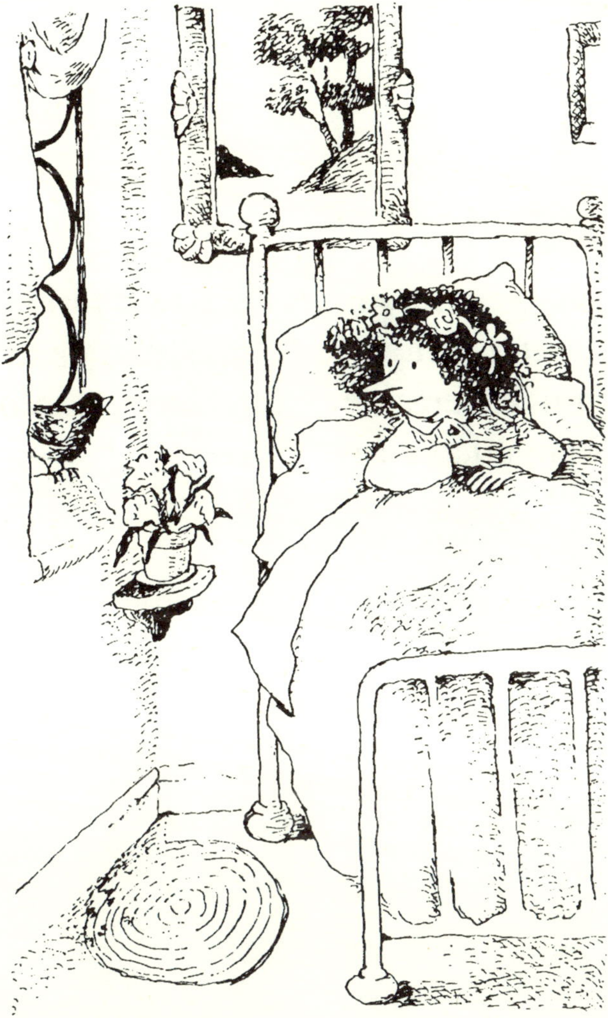

26.

No pienses que tu enfermedad
es un castigo. Si te cuesta
convencerte de lo contrario,
la ayuda de un consejero experto
puede ayudarte.

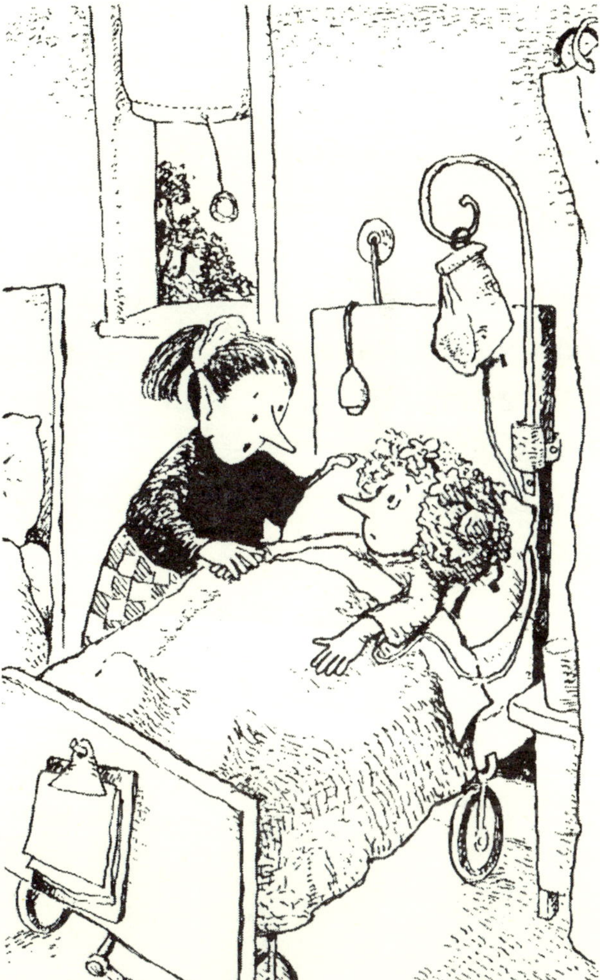

27.

Recibir visitas es una opción,
no una obligación.
No te corresponde a ti entretener
a las visitas.
Defiende tu intimidad.

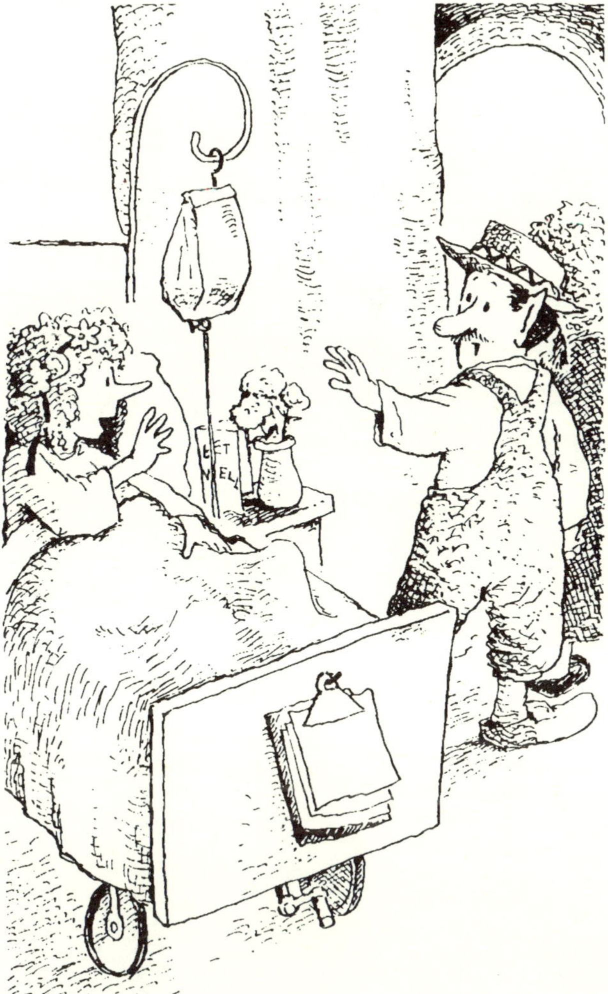

28.

Colabora activamente con el equipo médico. Será mucho más efectivo si trabaja *contigo* que si trabaja *en* ti.

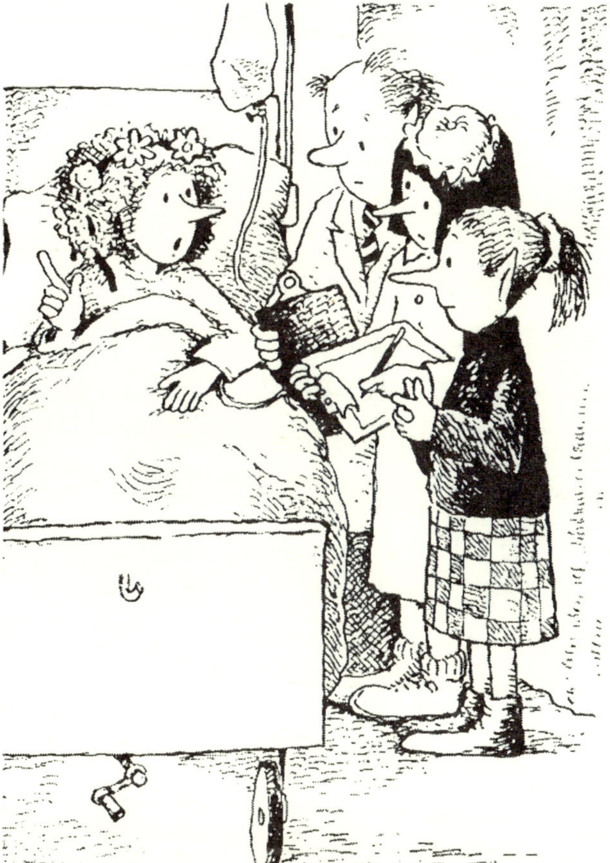

29.

Cuando tengas que afrontar
decisiones médicas difíciles,
tómate un tiempo para sopesar
las ventajas y los inconvenientes.
Si es posible escribe tus
pensamientos y sentimientos,
solicita el consejo de expertos,
medita tu situación.
Luego toma tu propia decisión.

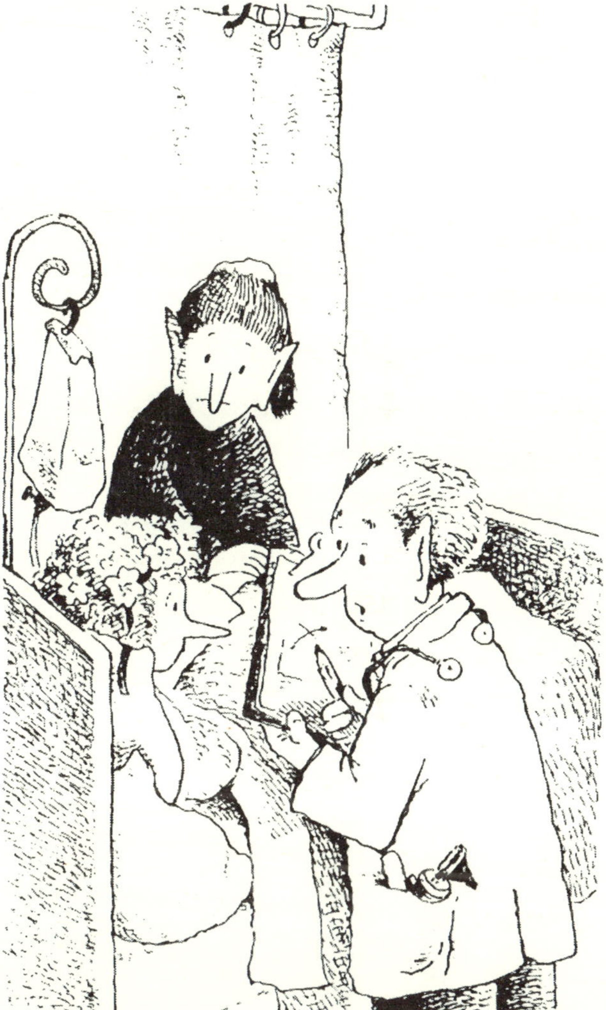

30.

No permitas que la enfermedad
que padeces te defina.
Tu identidad es mucho más.

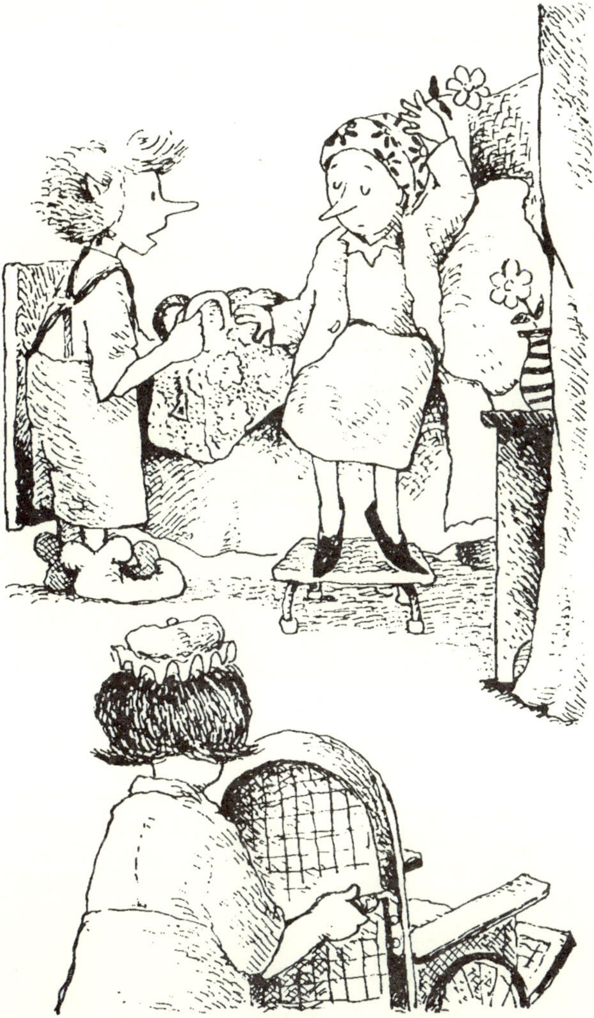

31.

Intenta dialogar con tu enfermedad para descubrir lo que tiene que decirte. ¿Necesitas cambiar la dirección de tu vida?, ¿tomártela, tal vez, con más serenidad? ¿Estás descuidando alguna parte importante de tu vida interior? ¿Qué puedes hacer para vivir plenamente?

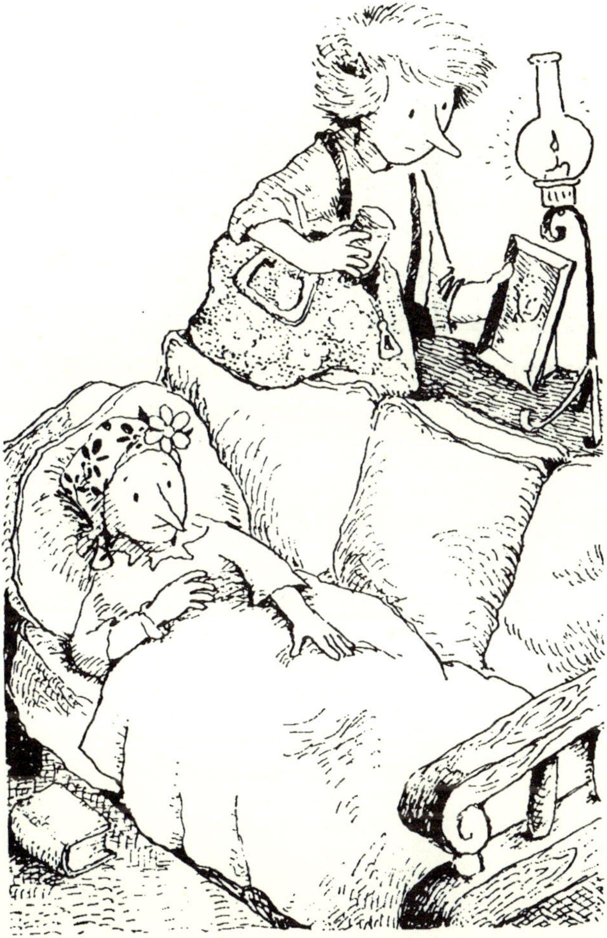

32.

Tu respuesta a un accidente
o enfermedad grave,
como cualquier otro cambio
importante en la vida,
puede fortalecer, profundizar
y enriquecer tu carácter.
Sé consciente de este crecimiento
y celébralo.

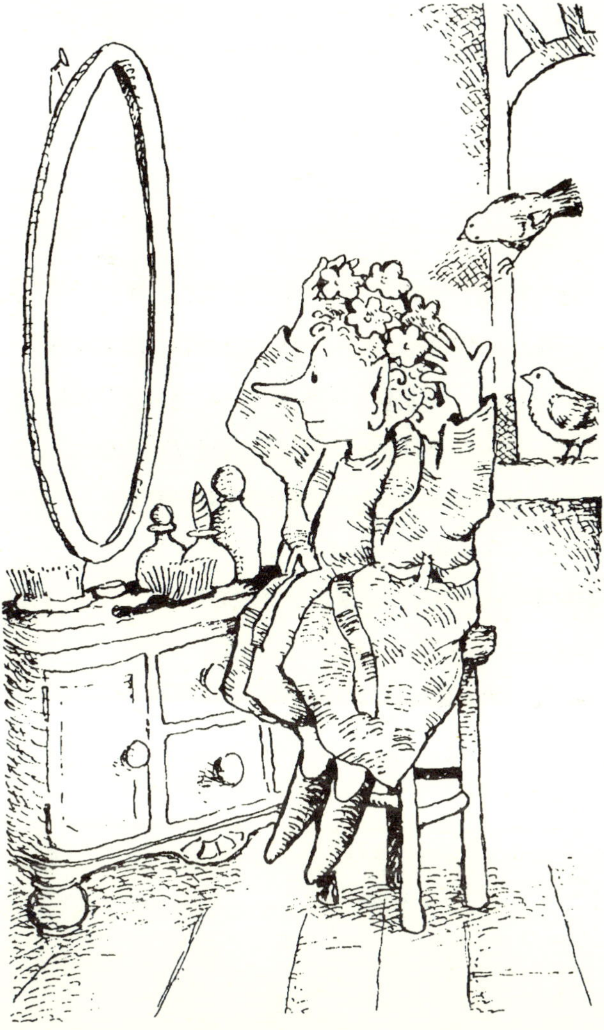

33.

La enfermedad puede hacerte más consciente de lo preciosa que es la vida. No te limites a superar la crisis, sírvete de ella para reorganizar tus prioridades. Dedica tiempo a tus seres queridos y experimenta las pequeñas satisfacciones de la vida cotidiana.

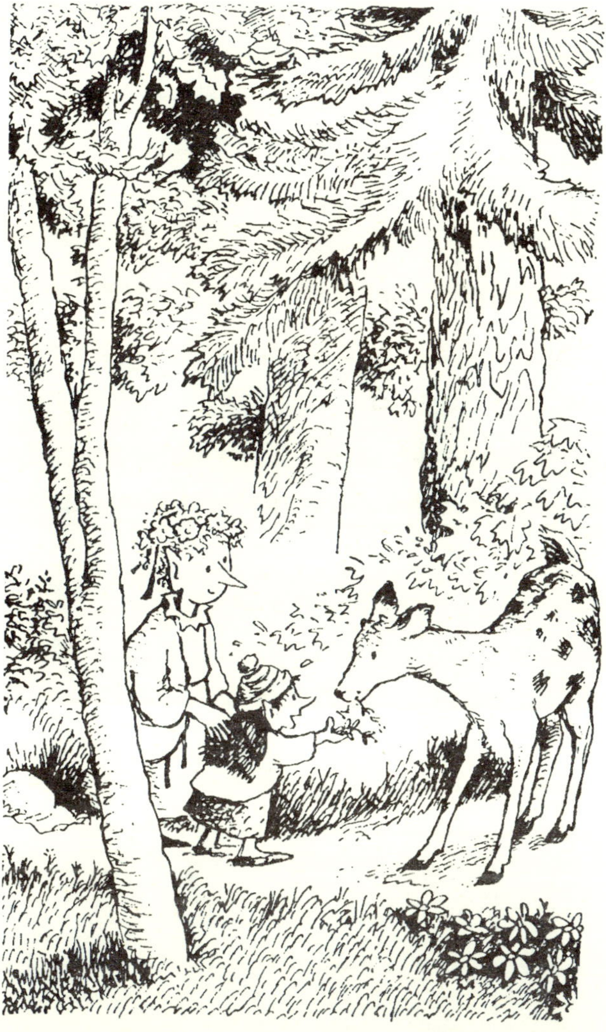

34.

Tu propio sufrimiento puede
profundizar y aquilatar
tu generosidad hacia
los que sufren. Deja que
tu enfermedad abra tu corazón.

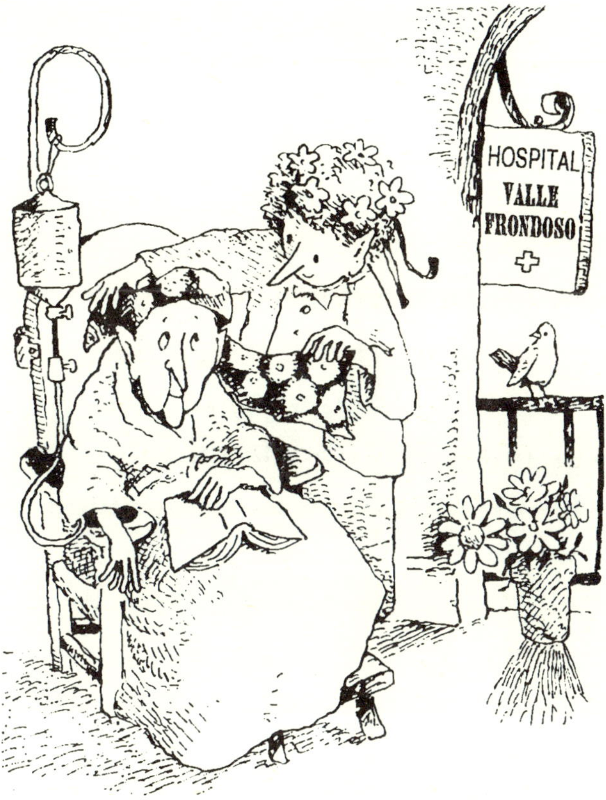
HOSPITAL
VALLE
FRONDOSO

35.

Da gracias por esas pequeñas cosas: una brisa refrescante, un vaso de limonada, un niño cariñoso, sentirse mejor hoy que ayer, la carta de un amigo. Incluso cuando todo parece ir mal, encontrarás cosas buenas por las que dar gracias.

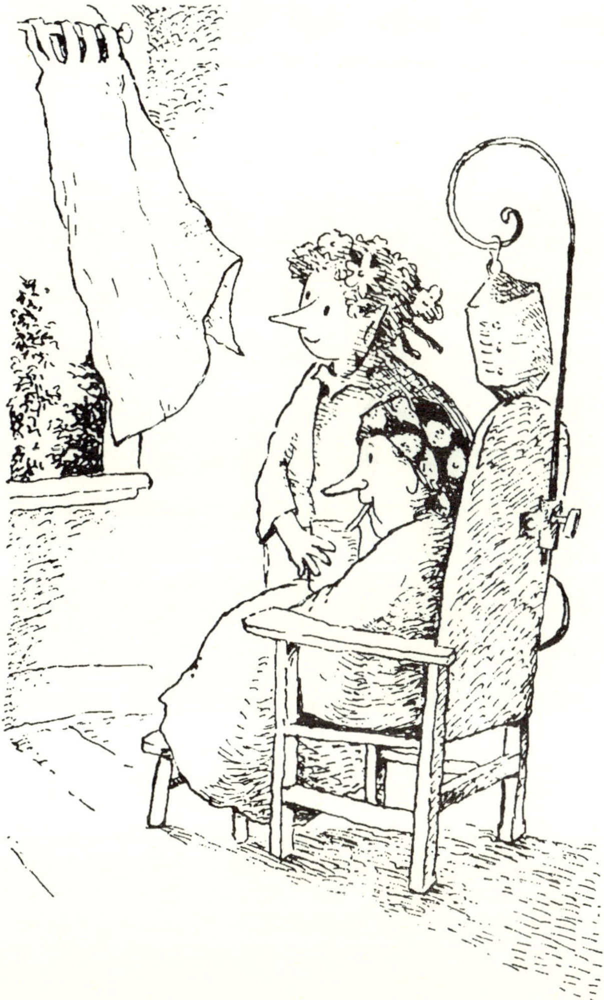

36.

Anímate. Cuando tu curación
parezca imposible, pregúntate
por la finalidad de tu sufrimiento.
Este tiempo difícil puede dar
un nuevo sentido a tu vida.

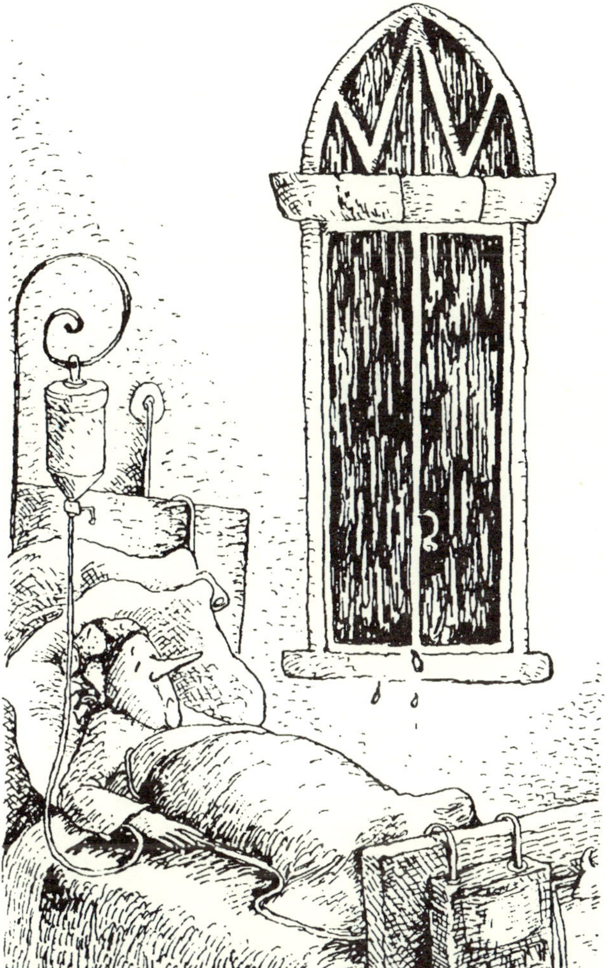

37.

Da gracias por la vida.
Cada día es un regalo.

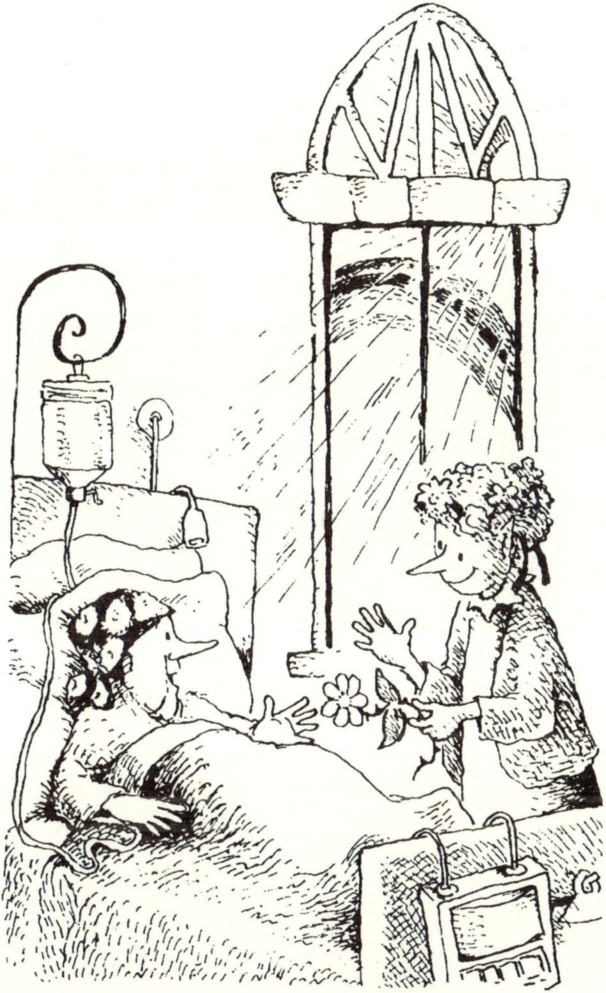

Clair Bradshaw es enfermera y tiene amplia experiencia en psiquiatría. «Curar», dice, «ha sido el tema principal de mi vida a lo largo de casi dos décadas». Además de su título de enfermera cuenta también con el de periodista y es autora de varios libros sobre salud mental y cuestiones espirituales. Vive en Bakersfield, California. Actualmente trabaja en una residencia sanitaria.

R. W. Alley es ilustrador de Abbey Press Elf-help Books y se dedica también a escribir e ilustrar libros para niños. Vive en Barrington, Rhode Island, con su esposa y sus hijos.